AF246762

NOTES

SUR

LES PROCÉDÉS D'ÉPURATION DES MATIÈRES DE VIDANGES

POUR L'ASSAINISSEMENT DES VILLES

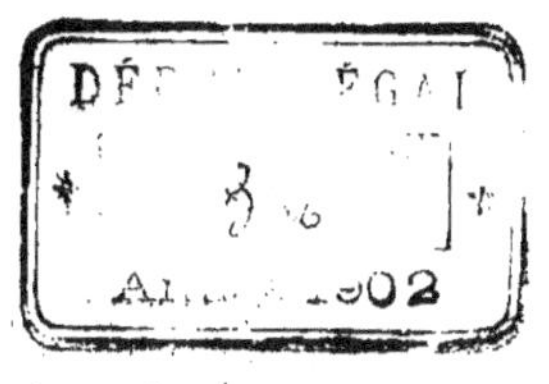

Il est difficile de ne pas sourire de la jactance humaine lorsque, par exemple, on doit subir l'affirmation que certaines lois sont intangibles, qui ne résultent que des mœurs ou de sentiments variables, suivant les temps ou les modes, alors que même, dans le domaine des sciences d'expérimentation exacte, on ne fait qu'enregistrer des évolutions incessantes vers un but souvent incertain.

Cette incertitude s'est manifestée notamment en tout ce qui touche aux questions relatives à l'assainissement.

C'est ainsi que les dogmatiques pontifiants qui affirmaient, comme vérité absolue, que l'épandage pur et simple, sur le sol aéré, suffit pour épurer complètement les eaux d'égout et les matières usées, sont spécialement, dans ces derniers temps, victorieusement contredits. Les expériences de Galtier, Charrin et Roger, de Fraenkel, de Reimen, de Fulles, de Fribourg en Brisgau, prouvent que le sol est plutôt un collectionneur qu'un destructeur de microbes; qu'un sol cultivé contient environ 4,400.000 microbes à sa surface par centimètre cube, un sol de prairie 1,400,000, un sol de forêt 600,000. Il est vrai qu'à un un mètre de profondeur le nombre en est dix fois moins considérable; mais ce n'est encore là qu'une épuration bien insuffisante.

D'autre part, l'éminent docteur Calmette, directeur de l'Institut Pasteur de Lille, qui fut l'un des secrétaires de l'illustre savant qui a révolutionné la science moderne, nous enseigne que l'épandage n'est qu'un mode d'épuration incomplète, qu'il ne peut être efficace qu'après une transformation bactériologique préalable, qu'il est insuffisant quand il fonctionne sans cette préparation et qu'il devient dangereux lorsque, par l'effet du colmatage produit dans le sous-sol par les matières graisseuses, la filtration ne s'opère plus; que tous les terrains ne sont pas propices à l'épandage et que la destruction des germes par l'air lumineux, dont on disait merveilles, ne s'opère pas sans fermentation préalable.

En outre, les intéressés savent que les frais et les difficultés sont considérables pour installer des champs d'épandage auprès des grandes villes, parce que les inconvénients en sont nombreux pour les occupants des propriétés voisines, et aussi parce qu'il faut se procurer sans cesse des terrains nouveaux à des prix élevés pour laisser reposer les terres engorgées.

C'est en raison de ces inconvénients constatés que, de toutes parts, on a fait des études nouvelles pour remplacer les champs d'épandage ou pour en atténuer l'imperfection.

Le travail que je crois utile de soumettre au Congrès du Havre pour faciliter les recherches de nos collaborateurs qui s'intéressent à l'assainissement des villes, c'est la compilation très résumée, l'énumération des principales expériences tentées récemment à l'étranger, à Paris et à Lille, pour parvenir à épurer biologiquement les eaux vannées et les matières usées.

Il résulte des recherches poursuivies en France, en Angleterre, aux Etats-Unis, notamment par le docteur Calmette, par Frankland, Roscoe, Dibdin, Cameron, Scott, Moncrief, Ducal, Wittaken et par Hiram Mills, qui tous se sont inspirés des travaux de Pasteur, que les eaux d'égout (le sewage des anglais) contiennent les micro-organismes ou bactéries nécessaires à leur purification.

Cette purification s'opère par l'effet de la concurrence vitale de ces infiniment petits qui se développent et pullulent sur les matières végétales et animales mortes. Ils désagrègent, ils décomposent, ils simplifient ces matières pour leur emprunter successivement les éléments nécessaires à leur nourriture, puis ils disparaissent à leur tour quand la substance indispensable à leur existence a disparu.

Le docteur Calmette, auquel j'emprunte la plupart des indications contenues en cette note. enseigne : Que les eaux d'égout peuvent renfermer deux groupes principaux de substances qui doivent être décomposées.

Le premier groupe, qui comprend les substances dites « TERNAIRES, » telles : la cellulose, le sucre, l'amidon, les acides organiques, qui existent en abondance dans les résidus de légumes ou de fruits, dans l'herbe, le papier, le linge, les débris de bois ou végétaux ligneux, dans les eaux résiduaires des sucreries, des distilleries, des amidonneries.

Le premier travail de la décomposition dégage d'abord les éléments minéraux simples ; les derniers termes de la désagrégation successive sont l'acide carbonique, l'hydrogène, l'azote ou le méthane ou formène.

Le second groupe de substances dites « QUATERNAIRES, » comprend les matières azotées, particulièrement abondantes dans les déjections humaines et animales, dans les résidus du ménage, les albumines du sang, les débris de viande, les déchets d'abattoir et de laiterie, etc.

Toutes ces matières azotées, lorsqu'elles deviennent la proie des bactéries, qui produisent la fermentation. se liquéfient, si elles étaient solides, et se transforment en peptones, puis en acide et en ammoniaque.

A leur tour, les acides et l'ammoniaque subissent la désintégration complète, qui aboutit à la formation de nitrates par oxydation au contact de l'air, et c'est sous cette forme de nitrates assimilables par les plantes que l'azote rentre dans la circulation incessante de la vie renouvelée.

Il en résulte que le problème de l'épuration est résolu lorsque toutes les matières ternaires ou quaternaires ont subi les transformations successives qui les ramènent en substances simples minérales, nitrates et azotates.

Comment les agents de ces transformations agissent-ils ?

On peut les distinguer en bacteries anaérobies, qui se multiplient e opèrent hors du contact de l'air. Ce sont les premiers ouvriers de la fermentation qui désagrègent et qui liquéfient d'abord les composés solides, et cette opération est d'autant plus active que l'air est plus soigneusement exclu, car l'air est un toxique mortel pour cette catégorie de bacteries.

Puis les bacteries aérobies, qui ne vivent, au contraire, qu'à l'air libre et qui préparent, par leur action propre, la désagrégation finale, l'oxydation des acides amidés et des amoniaques, et leur transformation

définitive en azotates et en nitrates ; et il paraît démontré que ces
ouvriers, désormais sans ouvrage, disparaissent à leur tour, succombant pour la plupart d'inanition.

Cependant, il en est d'autres moins bien connus, dont la mission est
actuellement mal définie, qui vivent indifféremment dans l'air et hors
du contact de l'air, mais qui concourent d'ailleurs excellemment à la
même besogne de fermentation et d'épuration naturelle.

Après avoir constaté, par une série d'expériences indiscutables, que
la nature, dans son grand laboratoire, procédait ainsi à l'assainissement sans frais ; comme les exigences de la vie sociale ne permettent
pas aux agglomérations humaines d'attendre et de laisser faire, il
restait à réaliser et à maintenir les conditions nécessaires et les plus
avantageuses pour obtenir, en tout lieu et pratiquement, l'épuration
bactériologique des matières usées encombrantes.

Pour cette réalisation, nous sommes obligés actuellement d'aller
chercher les renseignements les plus précis à l'étranger, non pas que
l'épuration biologique soit nouvelle en France, — nous en reparlerons
à la fin de cette étude, — mais c'est surtout en Amérique et en Angleterre que ces procédés sont entrés dans la pratique de l'assainissement
des villes.

Les premières expériences pratiques pour de grandes installations
datent de 1896. Trois méthodes principales ont été appliquées :

1° La méthode aérobie, expérimentée d'abord par Dibdin, à Barking,
près de Londres. C'est un système de filtration des eaux d'égout en
bassins découverts, où l'épuration s'opère avec le seul concours des
bacilles aérobies. Ce système a donné de bons résultats avec des eaux
ammoniacales très diluées, mais lorsque l'on se trouve en présence de
substances ternaires et de matières organiques insolubles, l'encrassement se produit très vite et l'épuration est suspendue ;

2° La méthode anaérobie appliquée par Cameron à Exeter, qui consiste, après filtration des matières inertes, en l'introduction dans une
fosse couverte des produits à épurer ; les anaérobies liquéfient toutes
les parties solides, et le liquide ainsi obtenu est ensuite dirigé dans les
bassins-filtres, où il est soumis à l'influence nitrificatrice des aérobies ;

3° Et enfin, le système mixte expérimenté à Manchester, qui emprunte au « septic tank » de Cameron, le système de la fosse septique,
et à Dibdin les lits bactériens multiples. Ce procédé a reçu le nom de
« Procédé bactérien anaérobie avec double contact aérobie ». Ce système, adopté à Manchester pour l'épuration des eaux d'égout d'une
ville de 500.000 habitants, a reçu la consécration de l'approbation
d'une Commission composée notamment de MM. Fowler et Perkins,
chimistes ; Balewin-Latham, ingénieur ; Percy-Frankland, biologiste.

Cette Commission a constaté les faits suivants : les réservoirs ou
fosses de première réception où doit s'exercer, à l'abri de l'air, l'action
des anaérobies, qu'ils soient couverts ou découverts, donnent lieu au
même résultat de fermentation anaérobie, c'est-à-dire à la liquéfaction.
(Le seul avantage de la couverture est la suppression totale des odeurs,
peu gênantes d'ailleurs).

Après un séjour de deux ou trois semaines dans ces réservoirs septiques, il s'élève à la surface une sorte de mousse noire et grasse, qui
va s'épaississant, au point que ce chapelet (ou ciel en terme de métier),
fendillé comme une mosaïque par la poussée des gaz, atteint de vingt
à trente centimètres d'épaisseur, puis n'augmente plus. La circulation
de l'air étant ainsi supprimée, on a remarqué que, non seulement
l'action de désintégration était aussi efficace qu'avec une couverture

hermétique. mais plus prompte. En outre, il se forme sur la sole de la fosse septique, un dépôt de vingt-cinq à trente centimètres de matières lourdes, difficilement solubles; ce dépôt, de même que le ciel, reste stationnaire et n'augmente plus, même après quelques années de fonctionnement.

Les gaz qui résultent de la dislocation des mollécules se dissolvent en partie dans le liquide, et ceux qui ne sont pas absorbés crèvent le chapeau et se dégagent dans l'atmosphère. D'après M. Rideal, ils forment le mélange suivant :

	Pour 100.	Volume.
Acide carbonique...............	0,3	0,6
Formène ou méthane..........	20,3	24,4
Hydrogène....................	18,2	36,4
Azote.......................	61,2	38,6

Ces gaz ne renferment pas ordinairement d'hydrogène sulfuré et très peu d'acide carbonique; ils sont inflammables et peuvent même donner une lumière très éclairante avec un manchon « Auer ». Mais ce point de vue de la question est de minime importance, car la quantité que l'on en pourrait capter n'est que de huit mètres cubes environ par cent mètres cubes d'eau d'égout fermentée.

Puis, après· vingt-quatre heures de séjour dans la fosse septique, précédemment et suffisamment ensemencée de bactéries anaérobies, les eaux noirâtres qui en résultent et qui renferment presque exclusivement des matières organiques solubilisées sont dirigées alors sur les bassins à ciel ouvert ou lits bactériens « aérobies ».

Ces bassins, dont la superficie est proportionnelle à la quantité de liquides d'égout à épurer, doivent être remplis aux deux tiers de matières filtrantes (on recommande notamment les scories de coke ou mâchefer); ils sont, à Manchester, profonds de 1 m. 10. La sole de ces bassins est creusée de rainures parallèles, garnies d'argile compacte, dans lesquelles on place une série de tuyaux de drainage en terre cuite de 0 m. 20 de diamètre environ. Ces tuyaux, disposés bout à bout sans rejointoiement, se greffent à l'extrémité de chaque rainure sur une grande canalisation latérale, pour l'expulsion des liquides; cette canalisation, aussi en terre cuite, est constituée de tuyaux d'un diamètre plus gros (0 m. 40).

La couche de scories doit comprendre, dans les couches profondes, d'abord des matériaux non concassés, puis des matériaux en gros grains cassés à l'anneau de 0,05 centimètres. et enfin, au-dessus, des couches de mâchefer concassé à deux centimètres.

Le fonctionnement de la filtration s'opère comme suit : Les liquides à épurer arrivent d'abord dans une chambre à grilles où s'arrêtent les corps volumineux et lourds; un peigne à bascule retient les gros objets et les fait tomber dans un wagonnet. Ensuite, les liquides vont dans la fosse septique, de telle sorte qu'ils arrivent par une chicane en contre-bas d'environ 0 m. 60 de la surface pleine du bassin, pour qu'il ne se produise pas de remous et que le chapelet d'anaérobies ne soit pas disloqué.

Après la fermentation anaérobie, les liquides sont dirigés lentement, par le même système de chicanes, et distribués en couches minces, par des vannes de réglage automatique, aux bassins ou lits aérobies, pour être, après épuration complète, rejetés soit dans une rivière, soit dans une béthune naturelle ou artificielle.

Dans ce système, employé à Manchester, on règle le remplissage des lits aérobie comme suit : une heure de remplissage, deux heures de contact des liquides avec les scories, une heure de vidange, quatre heures de repos pour l'aération des scories, soit en tout huit heures. Cette alternance est répétée trois fois en vingt-quatre-heures.

Après le passage sur un premier lit bactérien, les liquides sont déversés sur un second lit, dans les mêmes conditions et pendant le même temps. après quoi ils sortent épurés.

Cependant, ils contiennent encore un peu d'ammoniaque, mais en état tel qu'elle se transforme en nitrates dès qu'elle dispose de microbes nitrifiants et d'une quantité d'air suffisante pour s'oxyder.

Il est indispensable que les lits bactériens soient largement et facilement aérés, et qu'ils restent immergés le moins longtemps possible, sous peine de voir disparaître leur population de microbes nitrifiants; les périodes de repos doivent être fréquentes et prolongées; enfin, le volume d'eau que peuvent recevoir les lits bactériens à chaque remplissage doit être égal au tiers de leur capacité; les deux autres tiers occupés par des scories.

D'autres procédés, dont nous ne donnerons que l'énumération succincte, parce qu'ils ont présenté plus d'inconvénients à l'expérimentation, ont cherché à réaliser le problème non plus de l'alimentation intermittente, mais de l'épuration par alimentation continue.

Le procédé Wittaker, de filtration continue par épandage en pluie, qui donne un changement remarquable des liquides opéré en quinze minutes, les matières déposées devenues imputrescibles. Ce procédé a été essayé à Accrington, ville de 5.000 habitants, entre Manchester et Liverpool.

Le système Ducat, constitué par une disposition spéciale de drains, qui font circuler les liquides sur les scories, sans séjour préalable sur la fosse sceptique, tout le système enfermé dans une chambre, à l'abri des intempéries où l'air circule librement et où l'on peut faire arriver de l'air chauffé artificiellement dans un fourneau, la température maintenue entre 13 et 15 degrés.

Les systèmes Scott. Moncrief et Stoddart. qui ne sont que des variantes des précédents.

Mais tous ces procédés d'alimentation continue ont tous l'inconvénient d'un colmatage rapide, et, en outre, il paraît inutile d'augmenter les frais par un chauffage artificiel, car l'on a remarqué à Manchester que la chaleur dégagée par les fermentations anaérobies et aérobies sont toujours suffisantes pour maintenir l'activité des microbes et pour éviter la formation de glace compacte.

En résumé, sur ces divers procédés, MM. Launay. Ingénieur en chef de l'assainissement à Paris, et le docteur Calmette. Directeur de l'Institut Pasteur à Lille, auxquels nous empruntons ces renseignements, ont conclu que l'épuration biologique sur lits bactériens à double contact avec fosse septique, permet d'épurer *trente-six fois* plus d'eau d'égout sur une surface égale que le procédé de l'épandage pur et simple, soit *un hectare* au lieu de *trente-six* pour un même travail.

Au point de vue financier, outre l'économie des terrains :

1º Suppression de la dépense des produits chimiques et des frais d'enlèvement de transport de boues;

2º Dépense d'entretien réduite à l'entretien et à la conservation des bassins, qui peuvent servir pendant plusieurs années de suite. Ces bassins ont été construits à Manchester, en simple argile battue.

Quant aux fosses septiques en ciment, elles ne doivent être vidées que lorsque les graviers ou matières insolubles s'y accumulent en suffisante quantité pour réduire notablement leur capacité volumétrique, ce qui ne se produit qu'après un long fonctionnement.

Après exposition de ces résultats obtenus dans plus de cent villes anglaises, j'ai pensé qu'il était intéressant et utile d'en essayer l'application pratique, et je vous demande la permission — espérant que cela ne sera pas sans intérêt — de relater l'état de la question à Rouen, et les résultats obtenus grâce à mes efforts persévérants.

L'intelligente initiative du Syndicat des Propriétaires de Lyon, qui a créé en cette ville une coopérative pour la vidange économique des produits des fosses d'aisances, nous a inspiré le désir de poursuivre et d'obtenir les mêmes résultats à Rouen. Depuis deux ans, nous multiplions les démarches et les demandes au Conseil d'Hygiène, lui soumettant tour à tour le procédé de la fosse fermée avec fabrication de fumiers-engrais, le procédé de stérilisation des matières liquides de vidanges par l'ébullition en autoclave tel qu'il est pratiqué à Lyon, et enfin le septic-tank que nous venons de décrire, peu connu à Rouen, mais qui est utilisé et qui donne les meilleurs résultats en Angleterre.

De nombreuses objections me furent soumises. Je pris le parti, pour me renseigner, de m'adresser à l'un des maîtres les plus autorisés de la science moderne, au Directeur de l'Institut Pasteur de Lille, au docteur Calmette.

J'arrive à Lille sans avoir été ni annoncé ni introduit, et je rencontre, dans une pièce du laboratoire, un homme, jeune encore, d'une physionomie ouverte, et que l'intelligence éclaire d'un rayonnement attirant. Il était en manches de chemise et l'avant-bras et la main plongés dans un bain :

— Monsieur le Directeur de l'Institut Pasteur ? demandais-je.

— C'est moi, Monsieur; je suis le docteur Calmette, répondit-il. Excusez si je vous reçois ainsi sans cérémonie, mais j'ai eu un dissentiment avec un serpent des plus venimeux; je n'ai pas été le plus fort, il m'a mordu, et je prends les précautions nécessaires pour n'en être pas victime.

Puis, après m'avoir interrogé, le docteur Calmette, comme si sa vie n'eût pas été en danger, — car la plaie était horrible, — me donna en quelques minutes, avec calme, souriant, et une clarté parfaite, tous les renseignements qu'il m'a confirmés ultérieurement par écrit, et qui m'ont permis de justifier ma demande au Conseil d'Hygiène, dans une communication dont je reproduis un extrait avec plan théorique complémentaire.

Dans cette communication, j'indiquais d'abord, ainsi que je viens de le faire, les grandes lignes de l'épuration bactériologique, la fosse fermée septique peuplée d'anérobies, les bassins ouverts ou lits bactériens, et que non seulement l'expérience est faite depuis longtemps à l'étranger, mais que le contrôle de l'épuration des eaux, à leur sortie des lits bactériens, est toujours facile, puis je continuais :

« Messieurs,

« Malgré votre bienveillance et la patience avec laquelle vous étudiez mon exposé, je crois savoir que vous ajournez votre réponse en raison de plusieurs objections, qui sont les suivantes :

« 1° Que les procédés dont je sollicite l'emploi n'ont été appliqués jusqu'ici que pour l'épuration des eaux vannées, des eaux d'égout qui, contenant surtout des liquides fluides en quantité considérable, ne donnent qu'une proportion peu importante de matières solides à solubiliser dans la fosse septique, tandis que la solubilisation des matières épaisses de la fosse d'aisances, beaucoup plus denses, sera plus difficile, sinon impossible.

« On a dû répondre et je réponds que, lorsque les matières sont plus épaisses, il suffit d'un stationnement plus prolongé pour les solubiliser, ou qu'autrement on peut précipiter les matières insolubles au fond de la fosse à l'aide de sulfate ferrique.

« On a objecté encore que les liquides de la fosse d'aisances sortant de la fosse septique seraient trop denses et trop chargés d'ammoniaque pour que les lits aérobies puissent fonctionner et les épurer.

« J'ai répondu, ainsi que le docteur Panel, je crois que l'on peut les diluer avec l'eau du fleuve. Mais, comme l'on a objecté que l'eau du fleuve, beaucoup plus pure que l'eau d'égout, ne conviendrait pas pour opérer la dilution et qu'ainsi se transformeraient les données du problème.

« Pour m'éclairer sur ces différentes objections, j'ai entrepris un voyage d'études.

« À Lille, j'eus la bonne fortune de rencontrer le docteur Calmette, et comme il m'a fourni, je l'espère, tous les arguments de nature à répondre à vos légitimes préoccupations, je l'ai prié de me les confirmer et je ne saurais mieux faire que de reproduire textuellement sa lettre :

INSTITUT PASTEUR « Lille, le 6 Septembre 1901.
    DE LILLE

« *Monsieur Lecomte.*

« Monsieur,

« Je reponds bien volontiers à vos questions.

« Vous pouvez très bien précipiter les matières lourdes de vidange au moyen du sulfate ferrique à la dose de 350 à 400 grammes par mètre cube. Cette précipitation s'accompagne d'une véritable agglutination des microbes, et l'eau effluente (les matières lourdes étant précipitées à l'état de boues) peut dès lors être traitée par l'épuration microbienne exclusivement aérobie sur lits bactériens, sans fosses septiques. Seulement, il faut les diluer avec de l'eau du fleuve, dans une proportion telle que le mélange ne renferme pas plus de 250 à 300 milligrammes d'ammoniaque par litre.

« La dilution peut très bien être faite avec l'eau du fleuve aérée : puisqu'il s'agit d'une fermentation aérobie, celle-ci n'en marchera que mieux et les microbes apportés par l'eau de Seine y collaboreront. Sur les lits bactériens aérobies, j'ai pu nitrifier très facilement des eaux contenant jusqu'à 300 milligrammes d'ammoniaque par litre, en un seul passage d'une heure. Le lit de scories avait 0 m. 90 de hauteur.

« J'ai fait de nombreux essais avec des effluents traités par le sulfate ferrique, et je puis vous affirmer que la nitrification s'y effectue parfaitement huit ou dix jours après la mise en marche des lits, surtout si l'on a pris soin d'arroser ceux-ci, au préalable, avec de la délayure de terre arable, contenant beaucoup de germes nitrifiants.

« Vous n'avez pas d'autres moyens pratiques de réaliser l'épuration de vos liquides de vidange. En adoptant la méthode que je vous ai expliquée, vous réussirez sans nul doute. Cette méthode vous permettra

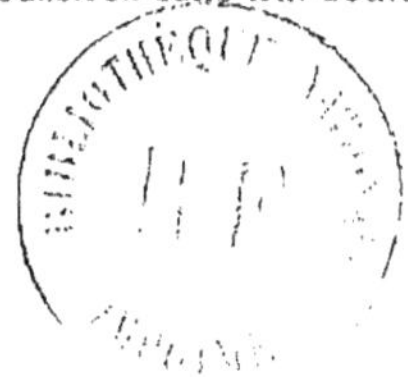

d'extraire des vidanges toutes les matières utilisables, au lieu de les fermenter, c'est-à-dire de les solubiliser et de les dégrader, comme cela aurait lieu si vous adoptiez les fosses septiques anaérobies. Et quant au liquide contenant l'ammoniaque et les autres matières azotées solubles, vous en effectuerez très bien la nitrification, c'est-à-dire l'épuration par les seuls lits bactériens aérobies.

« J'espère que ces renseignements vous suffiront, et je vous prie d'agréer l'assurance de mes meilleurs sentiments.

« Dr CALMETTE. »

« Pour l'application de ce procédé biologique et chimique d'épuration à la dénaturation de 120 mètres cubes de vidanges par jour, prévus par notre projet, j'ai l'honneur de vous soumettre le dispositif suivant :

« 1° Chambre à grille pour arrêter les matières volumineuses, inertes et insolubilisables, arrêtées par un peigne qui les fait tomber automatiquement dans un wagonnet;

« 2° Compartiment de distribution avec dosage pour écoulement lent avec pénétration dans la fosse au-dessous du niveau toujours constant des matières qui l'emplissent;

« 3° Citerne close de réception de 120 mètres cubes de contenance, pouvant évacuer les liquides en trois fois par fractions de 40 mètres cubes à l'aide de trois syphons de hauteur différente et se déversant au fond du premier bassin, dit de « dilution »;

« 4° Bassin de réception des eaux de dilution, contenance 200 mètres cubes, servant à recevoir 40 mètres cubes des liquides à épurer, évacués de la citerne, et 160 mètres cubes d'eau de Seine refoulée par la pompe installée au bord du fleuve, soit la proportion indiquée d'un mélange de quatre parties d'eau de Seine et d'une partie de liquide à épurer;

« 5° Premier lit bactérien constitué par 1 m. 10 de profondeur rempli aux deux tiers de scories d'usine ou mâchefer pour amorçage des bactéries et filtration, puis au fond de ce bassin, des tuyaux de drainage non jointifs disposés en formes d'arêtes de poisson, assurant l'évacuation des liquides épurés;

« 6° Deuxième lit bactérien constitué comme le premier;

« 7° Moteur et pompe refoulante pour la circulation des liquides de vidanges et de l'eau de Seine.

« Les distributions entre les bassins sont assurées par des vannes à réglage automatique à l'aide desquelles le fonctionnement régulier s'opérera, suivant les indications du docteur Calmette, comme suit :

« Une heure de remplissage;

« Deux heures de contact des liquides avec les scories;

« Une heure de vidange;

« Quatre heures de repos pour l'aération des scories, soit huit heures en tout. (Cette alternance étant répétée trois fois en vingt-quatre heures).

« Les liquides, après avoir séjourné deux fois deux heures sur les lits bactériens sortiront de l'opération complètement épurés.

« Enfin, il est à remarquer que le bassin n° 4 pour la dilution des eaux n'est prévu que pour répondre aux scrupules du Conseil d'Hygiène de Rouen, car si l'épuration biologique de la fosse septique s'effectue, ce bassin, qui n'est qu'un moyen d'épuration chimique, fera double emploi et ne peut que retarder l'opération ».

(Sur ce rapport, le Conseil d'Hygiène a délibéré et délibère encore. — Mai 1902).

Épuration B

Nota : La disposition des lits bactériens par rapport à la fosse peut évidemment varier selon la configuration du terrain dont on dispose.

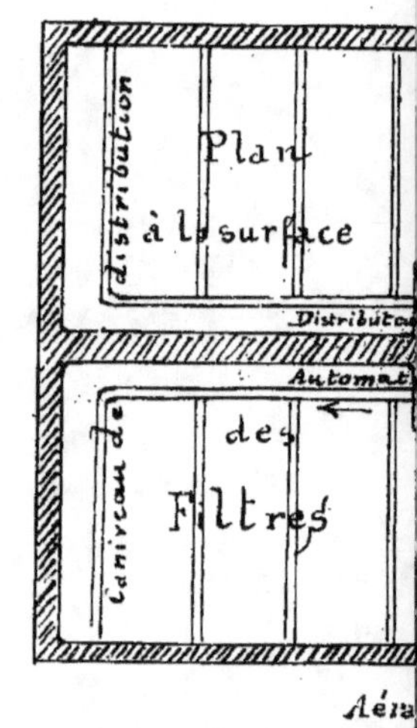

Coupe sur CD.

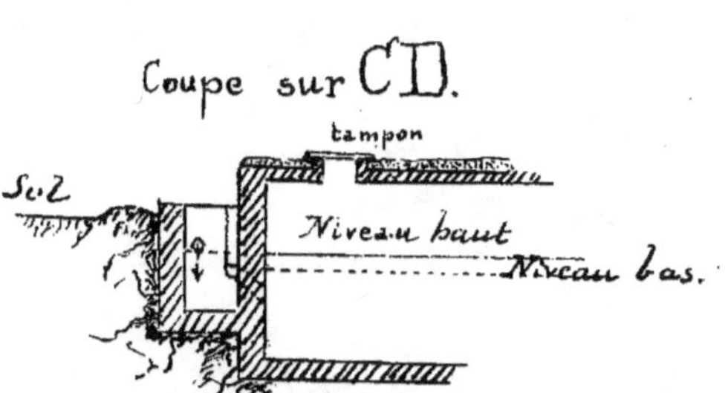

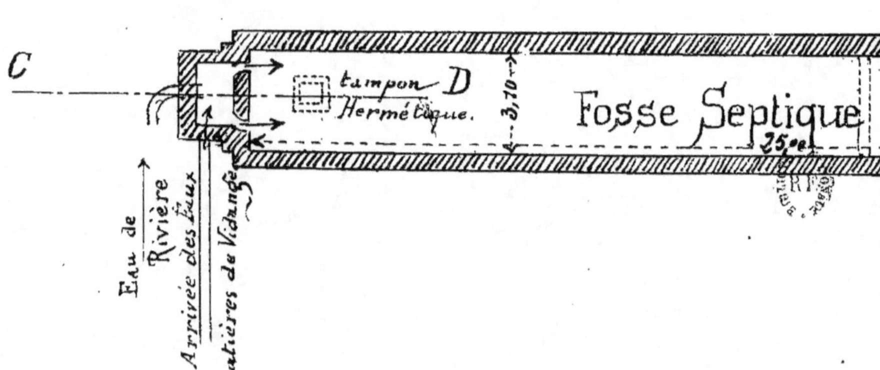

Plan schématique d'un

… de Rouen

… térienne des Eaux d'Égout

[… eptic - Tank]

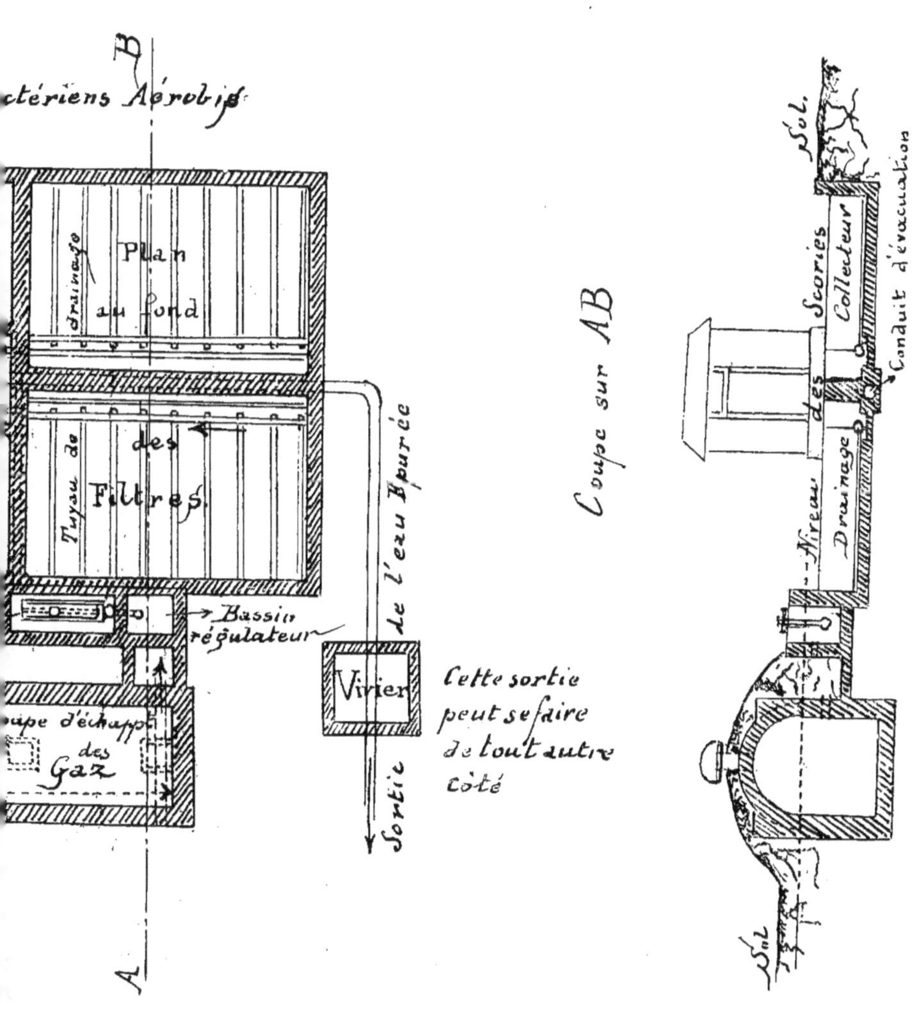

… nstallation pouvant traiter de 150 à 160^{m3}, par Jour.

Tel est le système d'épuration qui sera, je l'espère, appliqué prochainement et avec succès à Rouen, puisqu'il est approuvé par toutes les illustrations de la science hygiénique actuelle et qu'il semble résoudre avec une grande supériorité le problème de l'assainissement économique.

Il reste à décider, suivant les lieux, les conditions topographiques et les ressources dont on dispose, des procédés de transport des matières. Je proteste encore sur ce point contre l'opinion des dogmatiques qui n'admettent que le système de l'utilisation des grands égouts collecteurs.

Les fermentations considérables qui se produisent lorsque la matière y séjourne, le gaspillage d'eau potable, les émanations fâcheuses et aussi les détériorations qui en résultent certainement très vite et qui occasionnent alors des ennuis irréparables suffisent, je crois, à faire admettre que le tout à l'égout n'est pas, quant à présent, l'idéal en tant que véhicule.

Il peut le devenir peut-être, mais seulement lorsque l'on pourra faire l'épuration dans la fosse même et qu'il sera alors possible de rejeter purement et simplement des liquides inoffensifs dans les canaux de circulation.

En attendant, nous avons pensé qu'actuellement à Rouen, le système le plus économique et le plus hygiénique de transport dans la ville, consistait en l'emploi des tonneaux hermétiquement clos, avec aspiration pneumatique et désinfection des gaz, et que ce système s'effectuant jusqu'au fleuve, et complété par le transport fluvial à l'aide de péniches hermétiquement closes jusqu'aux champs d'épuration, nous donnera toute satisfaction.

Nous attendons avec confiance la décision du Conseil d'Hygiène.

Et maintenant, Messieurs, avant de terminer ce long résumé, qui, malgré ma bonne volonté, a dû paraître indigeste, il est intéressant, il est juste de constater que les travaux bactériologiques modernes que je viens d'exposer ne sont guère autre chose que l'explication savante et raisonnée d'une invention française déjà ancienne.

En 1881 (dit le *Cosmos*, septembre 1882), un homme intelligent et modeste, M. Louis Nourras, de Vesoul (Haute-Saône), inventa la vidangeuse automatique, qui n'est autre chose qu'un réservoir construit suivant le principe de la fosse septique anaérobie : 1° introduction de la vidange sans remous au-dessous du niveau du plein du liquide; 2° séjour suffisant pour liquéfier toutes les matières solides et expulsion automatique.

Comme ce premier essai bactériologique ne comportait pas les bassins à air libre avec double contact ci-dessus décrits, l'épuration n'était pas aussi complète que par le système que nous allons expérimenter à Rouen ; mais il est probable que l'addition d'un citerneau filtrant et aéré ou saturé au besoin de sulfate ferrique, produirait une épuration presque aussi parfaite que la grande installation ci-dessus détaillée.

J'appelle, sur cette dernière hypothèse, l'attention des hommes compétents, car si le procédé Mourras perfectionné pouvait donner satisfaction à l'hygiène, comme on pourrait l'installer à domicile, dans tous les immeubles, presque sans frais, en utilisant les fosses actuelles, on pourrait alors évacuer les résidus épurés et désodorisés dans l'égout existant, et l'on aurait complètement et définitivement résolu le problème économique, puisque l'on supprimerait ainsi la vidange.

Et c'est ainsi que la rotation du progrès nous ramènerait du compliqué au simple, ce qui est presque toujours le dernier mot de la perfection.

Je conclus, en conséquence, renouvelant les vœux déjà formés aux précédents congrès :

1° Qu'aucun système généralisé ne soit imposé pour l'évacuation des matières usées ;

2° Que les Chambres syndicales de Propriétaires soient consultées et appelées à indiquer les solutions de ce problème, suivant les localités et les conditions topographiques ;

3° Que les frais d'installations nouvelles nécessitées pour l'assainissement des villes soient à la charge des collectivités,

Et 4° que les frais de vidange et d'évacuation des matières usées soient, en principal et accessoires, à la charge de l'occupant qui les a nécessités.

E. LECOMTE,

Vice-Président-Fondateur
du Syndicat de la Propriété Immobilière de Rouen,
Délégué au Congrès du Havre.

Ce rapport a été approuvé et applaudi et les vœux votés à l'unanimité.

A NOS ADHÉRENTS.

Messieurs nos syndiqués et Membres de notre
Société de Vidanges,

Les procédés d'épuration bactériologique longuement décrits ci-dessus ont eu, comme je l'espérais, la sanction de l'approbation unanime du Conseil d'hygiène statuant en sa séance du *1er juillet 1902.*

Dans ces conditions, nous n'avons plus, je l'espère, à redouter d'entraves administratives, puisque l'administration est notamment chargée d'encourager, de protéger toutes les expériences favorables à l'assainissement.

Pour rendre plus clair, s'il se peut, les explications exposées dans mon mémoire au Congrès du Havre, je reproduis, non pas le tracé théorique qui accompagnait ce mémoire, mais le schéma définitif soumis à notre Conseil d'hygiène et qu'il vient d'adopter.

Les modifications principales qui résultent de ce nouveau dispositif sont les suivantes :

Il n'y a plus de bassin spécial de dilution — la dilution avec les eaux du fleuve ajoutées en quantité suffisante se fait dans la chambre d'arrivée.

On n'ajoute plus de sulfate ferrique dans la première citerne pour précipiter les matières denses. Le Conseil a jugé, je crois avec raison, que cette addition nuirait à la fermentation anaérobie qui s'effectue fort bien (l'expérience en est faite) sans ce mariage plutôt nuisible de l'épuration chimique avec l'épuration biologique.

Enfin, à la sortie des bassins d'épuration aérobie, le liquide avant d'être versé au fleuve traverse une dernière béthune de sable filtrant, et une partie de ce liquide épuré sera recueilli dans un petit vivier où s'ébattront, au milieu des plantes aquatiques, des poissons plus ou moins rouges, mais où l'on pourra voir scintiller cet effluent exigé par le conseil d'hygiène — liquide qui doit être *incolore, inodore, inoffensif, plus pur que l'eau de Seine.*

Si bien que si l'on en croit les maîtres de la science moderne — et je les crois puisque j'ai vu boire de ce liquide à Clichy — on pourra s'en servir pour faire un bon pot au feu et rendre réel le circuit fantaisiste du canard qui avale indéfiniment la même couleuvre.

Je crois que maintenant ma tâche est remplie et je suis convaincu que les propriétaires si longtemps méconnus résoudront enfin le problème de l'assainissement de Rouen, grâce aux dévouements des membres de notre Syndicat qui feront encore, je l'espère, d'autres bonnes besognes utiles.

Bien entendu, si les administrations chargées de tout réglementer ne viennent pas — exceptionnellement — tout entraver.

Emile Lecomte.

Nota. — Que les propriétaires n'oublient pas que leur Coopérative (comme toutes les Sociétés semblables) ne réussira que s'ils s'unissent nombreux, se recrutant entre eux, et s'ils luttent avec ensemble, comme des modernes intelligents, contre les monopoles qui les ruinent.

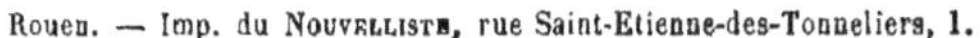

Rouen. — Imp. du Nouvelliste, rue Saint-Etienne-des-Tonneliers, 1.

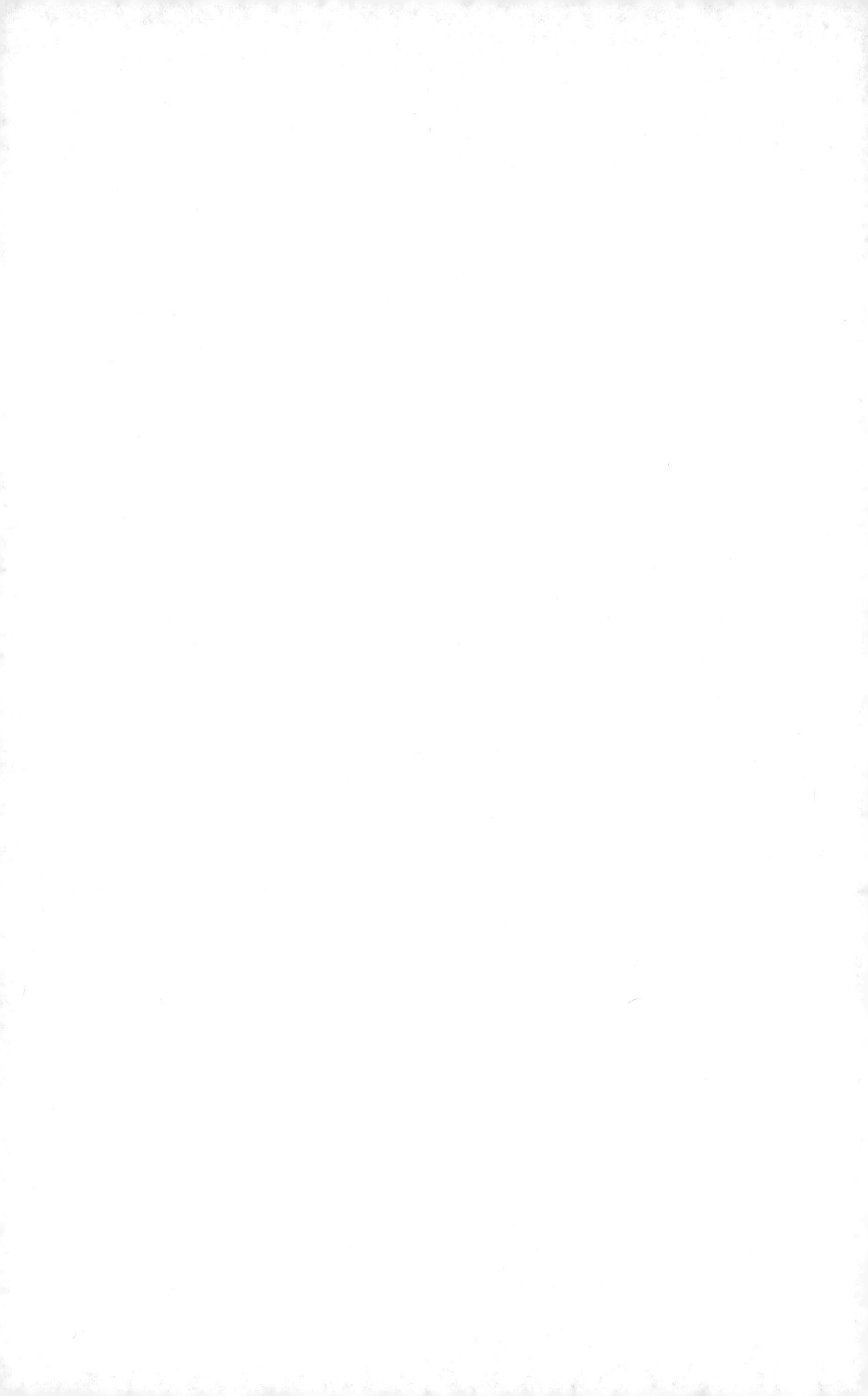